DU

ROLE DE L'IMAGINATION

EN MÉDECINE,

Par H. DAUCHEZ, interne des hôpitaux de Paris.

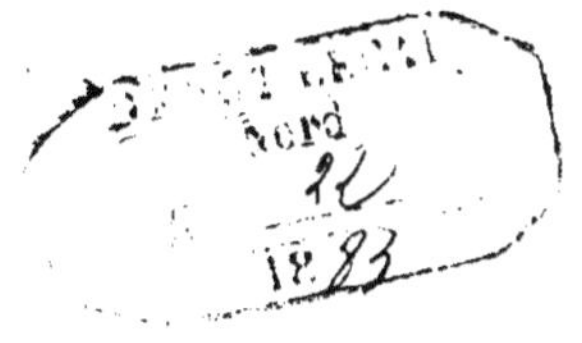

⸺⟶⟵⸺

Définir l'imagination n'est pas chose facile : les philosophes l'ont appelée : la folle du logis ; Pascal disait d'elle : « l'ennemie de la « raison...... a ses heureux et ses malheureux...... a ses fous et « ses sages. » Elle remplit ses hôtes d'une satisfaction bien autre- « ment pleine et entière que la raison. »

Pour les peintres, l'imagination prend une autre forme. Elle leur fait voir les yeux fermés : « des villes mauresques, des Fellahs, des Indous, des colonnes de granit, des éléphants de marbre blanc, des palais enchantés, des plaines d'or, des lacs de lapis, des villes de diamants, tout l'Orient en un mot. »

Absorbé dans ses rêves dorés, le poète s'écrie dans un élan de son imagination surexcitée : « Oh quelle ivresse ! la lumière ! (1). »

Aux statuaires, elle fait voir l'idéal ; au marin qui jour et nuit affronte les vagues mugissantes du grand Océan, elle fait entendre dans les sifflements du vent à travers les cordages de son navire un concert harmonieux. C'est encore elle qui, la nuit, transforme sur les pas du paysan poltron « les buissons en ennemis armés » qui donne aux cris des oiseaux leur signification lugubre, qui fait sortir à

____

(1) *Correspondance de H. Regnaut*, par P. Clairin, p. 341.

minuit les morts du cimetière (1). Enfin (et c'est à ce point de vue seulement que nous l'envisagerons), elle devient entre les mains du médecin un puissant agent de guérison.

Mais si la définition de l'imagination nous échappe, du moins peut-on la décrire par ses effets sensibles.

C'est ce que nous nous proposons de faire et, si l'on nous reproche de n'avoir rien dit de nouveau sur ce sujet, nous répondrons avec Pascal : « Qu'on ne dise pas que je n'ai rien dit de nouveau, la « disposition des matières est nouvelle. »

Pour nous aider dans cette tâche difficile, nous avons dû faire appel aux travaux de nos devanciers, car ce serait témérité que de s'engager seul et sans guide dans des sentiers aussi périlleux : C'est surtout dans le récent ouvrage du professeur Joly (de Dijon) que nous avons puisé les éléments extra-médicaux de ce travail (2). Nous avons aussi consulté avec fruit les travaux de Brierre de Boisemont (3), d'Esquirol (4), des Drs Hutin (5), Foville (6), Chereau (7) et Ricord (8).

Dans la première partie de ce travail, nous décrirons l'imagination par ses effets sensibles. — Dans un second chapitre, nous chercherons quelle est l'influence de l'imagination sur la production des phénomènes physiologiques de l'organisme. — Ces phénomènes sont de trois ordres :

1° Suractivité fonctionnelle d'un organe, que ce soit le cerveau, le foie, le cœur, la vessie ou l'intestin ;

2° Suppression ou ralentissement de leur fonction ;

3° Déviation fonctionnelle d'un de ces organes.

Dans cette dernière alternative, un viscère, l'estomac par exemple, continue à secréter du suc gastrique, avec des modifications souvent très appréciables dans la quantité ou la qualité du suc gastrique

(1) George Sand. *Les Visions de nuit dans la campagne.*

(2) *L'Imagination,* étude psychologique, 1877.

(3) Brierre de Boisemont. *De la folie-suicide.*

(4) Esquirol. *Des maladies mentales.*

(5) *De l'imagination dans les maladies,* thèse de Paris, 1830.

(6) Dr Foville, article Hypocondra (Dictionnaire Jaccoud).

(7) Dr Chereau, article Charlatans (Dictionnaire Dechambre).

(8) Ricord (Clinique).

sécrété : Une loi générale règle la plupart de ces phénomènes ; elle trouve sa raison d'être dans la race, dans le sexe ou dans la profession du malade.

C'est surtout chez certains sujets névropathes que le médecin peut et doit tirer parti de l'influence salutaire qu'il exerce sur l'imagination de ses malades.

I.

Et d'abord : Qu'est-ce que l'image ?

« L'image (répond M. Joly), est une réviviscence de la sensation : » C'est là un fait qu'il importe de poser en principe. — Mais une nouvelle question se présente aussitôt à l'esprit : « Y a-t-il autant de sortes d'images qu'il y a d'espèces de sensations ? Autrement dit, les cinq sens extérieurs, la vue, l'ouïe, le toucher, le goût, l'odorat et le sens interne par lequel nous sentons l'état de nos organes, peuvent-ils faire revivre en nous, par le souvenir, les sensations une fois senties et déjà disparues ? Assurément ! mais ce réveil des sensations est loin de se produire chez tous les sujets avec la même intensité. »

« L'image qui frappe le sens de la vue est avant tout une réunion de formes, de couleurs que l'œil peut suivre en réalité ou mentalement. C'est donc au sens de la vue que se rapportent principalement les images à l'aide desquelles l'âme retrouve les objets que nous avons admirés.

« Quand notre pensée se reporte vers un temps déjà écoulé, vers des lieux où nous ne sommes plus, que retrouve-t-elle tout d'abord ? Des images où sont reproduits les lieux mêmes et leurs espaces visibles avec les choses et les personnes qui s'y trouvaient. Si nous nous représentons les conversations et les discours de ces dernières, nous nous figurons encore sans peine leurs physionomies, leurs attitudes, les gestes qui accompagnaient leurs paroles. Les sensations que nous imaginons le plus facilement après celles de la vue, sont celles de l'ouïe. Ainsi, nous pouvons chanter intérieurement tout un air de musique entendu depuis plusieurs années et en partie oublié. Beethoven composait, dit-on, des opéras, alors qu'il était devenu très sourd : c'était donc par la seule puissance de l'imagination et non directement par le sens de l'ouïe qu'il pouvait juger lui-même son œuvre et en apprécier les effets probables. »

« Le sens du goût apprécie également après coup les saveurs une fois perçues. Un gourmand trouve toujours un réel plaisir à penser aux bons repas qu'il a pu faire. Les animaux eux-mêmes ressentent les mêmes effets de l'imagination, quelques-uns d'entre eux excités par la faim (le cheval par exemple), salivent abondamment à la seule vue ou sur la simple espérance d'un repas prochain. Le chien pendant son sommeil croit sentir la piste du gibier qu'il rêve de prendre On le voit se réveiller en sursaut ou aboyer tout en dormant.

« Nous ne pouvons, sans doute, retrouver les odeurs aussi facilement qu'un carnassier chez lequel ce sens est continuellement en éveil et sans l'exercice duquel il risquerait souvent de mourir de faim (1). »

Rien n'est plus fréquent chez les aliénés que l'hallucination de l'odorat. Dans leur délire, les hallucinés trompés par leur sens croient sentir des parfums enivrants ; s'ils sont gourmands, ils imaginent des odeurs de viandes rôties qui éveillent en eux, à peu de frais, des jouissances toujours nouvelles. Le propre de l'hallucination est précisément de faire éprouver des sensations qui n'ont pas d'objet correspondant.

« L'imagination est le plus souvent rebelle quand nous lui demandons de nous rendre encore quelques-unes des sensations agréables qui nous faisaient tressaillir d'aise autrefois.

« Il semble que la douleur soit plus facile à retrouver ou à imaginer que la joie et le plaisir (2. » Certaines lectures, certains tableaux donnent le frisson et font éprouver au moins quelques indices des scènes douloureuses que nous voyons reproduites. Tels sont les effets de l'imagination sur les organes des sens.

II.

Il importe maintenant de savoir quelle est la part de l'imagination sur la production des phénomènes physiologiques de l'organisme. Tantôt elle détermine une suractivité fonctionnelle, tantôt un ralentissement plus ou moins complet de la fonction organique.

Le cerveau, plus que tous les autres organes, subit l'influence de l'imagination. Dans un moment de surexcitation cérébrale, nous voyons se dérouler sous nos yeux les tableaux les plus séduisants ou

(1) Joly. *Loco cit.*, p. 13, 16 et *passim.*
(2) Joly. *Loco cit.*, p. 17.

les plus effrayants. En même temps se produit une exagération des combustions. L'acide urique et l'acide phosphorique apparaissent en excès dans les urines. C'est un fait très commun chez les aliénés dont l'imagination toujours en éveil voit alternativement les spectacles les plus tristes et les scènes les plus joyeuses : Ce travail perpétuel de l'imagination, cette suractivité intellectuelle est liée, chez eux, à un vice d'interprétation.

Il serait faux de croire que chez ces malades, l'imagination fasse défaut. Loin de là, chacun d'eux a son système, chacun sa théorie qui diffère de celle des voisins ; ils pèchent plutôt par excès d'imagination. Chose curieuse ! ce sont souvent les malades les moins explicites qui font les plus beaux projets d'avenir, qui calculent jour et nuit, le meilleur emploi à faire de leurs richesses imaginaires. L'imagination des aliénés peut même en arriver à un degré de suracti vité tel que souvent après une guérison complète, obtenue à l'aide d'un traitement persévérant on voit des rechutes graves survenir sous l'influence des inquiétudes et des craintes trop fondées que réveille en eux le souvenir de leurs désordres intellectuels. On voit de même les conceptions les plus fausses surgir dans l'esprit de certains aliénés dont l'intelligence profondément troublée juge mal de l'emploi qu'il convient de faire de tel ou tel objet. Un fou, par exemple, voit les barreaux d'une grille et s'imagine qu'on cherche à faire passer sa tête dans leur intervalle pour le décapiter. Aussi refuse-t-il obstinément de sortir de son cabanon.

Le cœur est, après le cerveau, celui de tous nos organes sur lequel l'imagination fait le mieux ressentir ses effets. Sous le coup d'une émotion vive, de la peur, ou de la joie, les mouvements du cœur s'accélèrent, deviennent tumultueux, et le malade ressent des palpitations parfois très violentes.

Claude Bernard montrait dans une de ses expériences devenues célèbres, le rôle prépondérant du système nerveux central sur le fonctionnement de certains organes. Il piquait, chez le chien, le plancher du 4e ventricule et produisait artificiellement le diabète sucré. On pourrait (jusqu'à un certain point) comparer à cette irritation mécanique des centres nerveux la secousse que produit chez un sujet impressionnable une imagination trop ardente ? En effet, des observations rigoureusement exactes ont démontré que le diabète sucré succédait parfois à un travail cérébral prolongé.

La moelle, qui règle en partie les mouvements du cœur, ne peut pas toujours se soustraire à l'influence de l'imagination : Cette puissance, occulte qui n'agit pas également sur chacun, produit dans quelques cas sur la moelle une suractivité fonctionnelle presque instantanée. Tout le monde connaît l'expérience que Briquet fit avec succès dans son service et que d'autres médecins ont répétée après lui. Ayant un jour reçu dans l'une de ses salles une jeune hystérique, paraplégique, rebelle à tout traitement, et voulant étudier sur elle les effets de la peur, il fit allumer sous son lit un feu de paille. L'émotion de la malade fut telle et son imagination en éprouva un tel saisissement qu'elle retrouva instantanément ses jambes et parvint à se sauver.

Un travail assez étendu pour embrasser d'un seul coup d'œil tous les phénomènes dans lesquels l'imagination entraîne la suractivité fonctionnelle de nos organes, dépasserait les limites que nous nous sommes assignées dans le cour de cette étude : Deux exemples faciles à vérifier, suffiront sans doute à nous donner raison. Sous l'influence d'une émotion vive ou d'une peur bien naturelle partagée par tous les candidats aux examens publics, les malheureux patients éprouvent de fréquents besoins d'uriner. D'autres se sentent tourmentés par une diarrhée nerveuse qui les poursuit pendant le parcours qu'ils ont à effectuer de leur chambre, à la salle du concours. Ces mêmes effets s'observent encore chez les jeunes conscrits qui entendent leur premier coup de canon et chez les oiseaux que l'on effraye. Les enfants, bien plus impressionnables encore que les adultes, sont pris d'une diarrhée analogue à propos d'un châtiment dont on les menace.

L'imagination peut encore provoquer le fonctionnement de certains organes en dehors du moment qui leur est assigné pour agir. Le souvenir de certains objets repoussants donné des nausées, quelquefois même provoque des vomissements involontaires. Par contre, le souvenir d'un mets appétissant fait (suivant l'expression vulgaire) venir l'eau à la bouche. Il est vrai que dans ce fait l'intelligence et la mémoire agissent solidairement avec l'imagination dont il est difficile de discerner la stricte part.

Mais, si dans la majorité des cas, l'effet de l'imagination est de surexciter le fonctionnement de quelques-uns de nos organes, il en est d'autres, par contre, sur lesquels elle exerce une fonction « restrictive. » Quelquefois même, son action est radicale, elle supprime la fonction d'un organe, la sécrétion d'une glande. C'est ce qui se passe chez une femme qui voit son lait se tarir brusquement en apprenant une mauvaise nouvelle.

La menstruation est sujette aux mêmes intermittences ; on cite des cas fréquents de suspension temporaire ou définitive des règles, liés à une émotion vive qui joue, en pareil cas, le rôle de cause traumatique au sens figuré du mot. La coordination des idées qui n'est pas un fait matériel, est cependant soumise aux mêmes lois que la sécrétion d'une glande ; ainsi la parole, qui sert à exprimer les idées, fait parfois défaut chez un orateur novice. Dans ses cliniques, Ricord signalait souvent l'influence de l'imagination sur le rein et la vessie ; la contractilité de la vessie semble suspendue par le travail intellectuel, et Trousseau, qui avait observé ce phénomène, assure que la contention d'esprit peut entraîner la rétention d'urine.

Ainsi, nous avons démontré que tantôt l'imagination surexcitée favorisait la suractivité fonctionnelle de nos organes, que tantôt elle semblait ralentir la marche des phénomènes vitaux ; nous allons la voir maintenant entraîner une *déviation* des fonctions organiques.

L'expérience démontre, en effet, que sous l'influence d'un long travail intellectuel, chez les gens affairés, inquiets ou brouillons, dont l'imagination est continuellement en éveil, les fonctions digestives se ralentissent, l'estomac secrète moins de suc gastrique, d'où une diminution de l'appétit et une constipation rebelle.

Il n'est pas inutile de signaler ici le rôle prépondérant que jouent sur la production des phénomènes psychiques l'âge du sujet, sa race, son sexe et sa profession. Les races latines, quelle qu'en puisse être la raison, sont douées d'une imagination plus vive, plus brillante que celles du Nord. On chercherait, en vain, en Prusse, en Russie ou en Norwège, des poètes aussi féconds, aussi sublimes que Virgile, Homère, Arioste et le Dante. Peut-on douter que les peintres et les statuaires aient une puissance créatrice plus grande sous le ciel bleu de Venise que dans les steppes du Hanovre. Il en est de même du sexe et de la profession des malades. Une femme est plus émotive, plus impressionnable qu'un homme, un enfant l'est plus qu'un adulte.

La profession, surtout, joue un rôle prépondérant dans le développement de l'imagination. Un médecin, qui tend chaque jour à progresser dans son art, à chercher et à résoudre les difficultés dont la

route est semée, exerce continuellement son imagination. Une diffi-
culté en appelle une autre, une théorie est bientôt combattue par une
théorie nouvelle et c'est ainsi que les faits les plus vulgaires en apparence, ont été interprétés si différemment. Est-il rien de plus banal
que l'auscultation des bruits du cœur? que le râle crépitant, et
pourtant combien de théories les physiologistes ont-ils imaginées?
Telles sont les fluctuations par lesquelles doivent passer toutes les
sciences expérimentales.

Les médecins surtout qui, par leur profession, sont appelés à
à vivre au milieu des malades, ressentent plus que les autres les
fâcheux effets de leur imagination inquiète, et se croient facilement
victimes d'un fléau souvent imaginaire.

Le fait suivant en est un exemple frappant : Deux médecins fran-
çais voyageaient ensemble en Suède, lorsque l'un d'eux fut pris, aux
environs de Stockholm, d'un léger point de pleurodynie. Son imagination fut vite en émoi ; cette douleur intercostale ne pouvait être
qu'un point de pneumonie ou une pleurésie grave au début Déjà il
était fort tourmenté, sa tête travaillait, il se voyait arrêté pendant
plusieurs mois, loin des siens, peut-être en danger de mort. Il aurait
pu en tomber réellement malade, si son compagnon de route, médecin lui-même ne fût venu à son aide. Il le rassura, lui prescrivit le
repos absolu au lit, une potion éthérée, opiacée. Peu après, le malade
s'endormit sans s'en douter, et dix heures plus tard il s'éveillait
frais et dispos ayant eu plus de peur que de mal. A quelques jours de
là, il rendait le même service à son ami, qu'une diarrhée rebelle
tourmentait et affectait gravement depuis deux jours.

L'imagination semble travailler plus activement la nuit que le
jour : l'obscurité fait surgir des fantômes : elle suscite chez l'homme
endormi, des rêveries, des cauchemars, parfois même de vives souffrances physiques ou morales dont on se ressent au réveil.

Dans son ouvrage sur l'imagination, M. le professeur Joly, de
Dijon, cite le fait suivant :

« Je connais personnellement, dit cet auteur, un médecin qui,
» ayant rêvé, la nuit, qu'on le pendait, se réveilla vraiment affecté
» par les symptômes de la strangulation, et la sensation réelle, suite
» de la sensation imaginaire fut tellement forte qu'elle détermina des
» accidents dont la complète guérison se fit longtemps attendre. »

Balzac raconte dans ses mémoires que s'il se représentait un canif entrant dans ses chairs, il en ressentait aussitôt de vives souffrances.

III.

Notre étude a porté jusqu'ici (à peu près exclusivement) sur les *troubles passagers* que l'imagination pouvait apporter au fonctionnement normal du cerveau, du cœur, des glandes ou des autres organes. Il nous reste maintenant à montrer la part qui revient à l'imagination dans les maladies d'ordre médical et chirurgical. Nous entrons dans dans le domaine des maladies imaginaires : Elles ont toujours existé, elles existeront toujours ; cette dénomination de « maladies imaginaires » véritablement impropre, devrait être remplacée par une autre expression. Il faudrait dire « maladies dues à l'imagination » car il est rare de ne pas rencontrer tôt ou tard chez ces sujets, un dérangement notable et durable des fonctions. Parmi ces troubles de la santé, les uns peuvent entraîner seulement des accidents légers, d'autres des accidents graves, sinon la mort.

La relation qui existe entre la cause et l'effet nous échappe dans bien des cas ; on ne peut cependant mettre en doute certains faits vulgaires. Ainsi la peur d'un mal rend malades certains esprits faibles. Sur un navire à vapeur encore solidement amarré dans le port de Dublin, une jeune dame fut, sous nos yeux, victime du mal de mer en entendant le bruissement de la chaudière et en sentant la trépidation de l'hélice qui tournait sur son axe avant le départ. Le navire était pourtant bien fixé; il ne pouvait s'ébranler et, de fait, il ne bougeait pas.

Les auteurs du moyen-âge racontent la plaisante histoire d'un bouffon nommé Tyl l'espiègle, qui guérissait tous les malades d'un hôpital d'incurables par la seule menace de brûler vif le plus malade d'entre eux.

Pendant les dernières épidémies du choléra qui sévirent en France, les médecins qui suivirent de plus près leurs malades atteints par le fléau crurent reconnaître que ceux-là surtout étaient frappés qui redoutaient le plus de l'être. Dans la cruelle épidémie de Milan, si bien décrite par Manzoni dans ses « fiancés » cet auteur prétend que plus la terreur des habitants s'exagérait et plus la peste semblait sévir avec fureur. En résumé, l'imagination fait souvent sentir sa présence sur les différents segments du *tube digestif*.

Nous avons vu que la peur peut, suivant certaines circonstances individuelles, guérir ou rendre malade ; elle peut même occasionner la mort.

Quoi qu'en disent certains esprits forts, nous craignons tous la mort. Nous envisageons avec plus ou moins d'effroi ce moment d'une destruction inévitable. C'est ainsi qu'un condamné à la peine capitale fut, dit-on, frappé de mort subite en entendant le bruit de la guillotine qui tranchait la tête à un de ses complices.

« Bertholin et Pechlin rapportent que la crainte seule de la mort « fit périr pendant la révolution de 93, plusieurs prisonniers. » « Faut-il alors s'étonner si tant de prédictions funestes de sybilles, de prétendus inspirés, ont été réellement accomplis. Tout le monde connaît le supplice des derniers Templiers. Le grand maître Jacques Molay, arrivé au sommet du bûcher, chercha à justifier l'ordre dont il était le premier dignitaire. Dans un mouvement appelé depuis prophétique, il annonça la mort du roi de France et du pape, qui avaient travaillé à la ruine de son ordre. Le pape Clément V en tomba malade de frayeur, peut-être de remords, et mourut dans les six semaines qui suivirent la prédiction du grand maître. Huit mois après, Philippe-le-Bel n'était plus ».

Une maladie imaginaire peut être le prélude d'une affection souvent mortelle. Horace disait avec raison : « Animum rege, qui, nisi servit, « imperat » : Cet adage, souvent faux, est plus souvent exact parce que les fonctions intellectuelles sont susceptibles de recevoir telle ou telle éducation et que de cette éducation dépendent la plupart des actes de notre vie, partant beaucoup de maux (1).

Hutin cite encore le fait suivant : Deux frères furent mordus par un chien, dans la même journée : l'un d'eux s'embarque pour un voyage de long cours, l'autre reste dans son pays. Celui-ci apprend par la rumeur que le chien est enragé et peu de temps après il meurt avec tous les symptôme de la rage. Deux années s'écoulent et le frère de ce malheureux, qui pendant ce temps n'a reçu aucune nouvelle, revient de ses voyages. On lui raconte le genre de mort de son aîné ! Il se rappelle avoir été mordu par le même animal ; presqu'au même moment il tombe malade et meurt d'hydrophobie.

Nous n'admettons point sans réserve cette observation qui ne pré-

---

(1) Hutin. *De l'imagination dans les maladies*, thèse inaugurale. Paris, 1830.

sente en effet presque aucune garantie, puisque l'auteur a omis de citer la source à laquelle il l'avait puisée, mais si elle était avérée on ne pourrait sûrement attribuer la mort de cet homme au virus rabique dont l'action était certainement éteinte après un temps aussi long. L'imagination eût donc fait, en l'espèce, tous les frais de la maladie.

Il est peu de médecins qui n'aient eu l'occasion de rencontrer plus d'une fois dans le cours de leur carrière des exemples curieux d'épidémies produites par la contagion de l'exemple ; tantôt ce sont des pensions entières de jeunes filles devenant hystériques (Bouchut), tantôt une prison dont la population est décimée par une épidémie de suicides. Tout le monde connaît, dit le professeur Grasset (de Montpellier) (1), l'épidémie de chorée qui sévit autrefois dans l'hôpital de Harlem, et pendant laquelle Boerhave dut menacer les enfants du cautère actuel pour faire cesser la maladie. On a vu l'imitation propager la chorée aux cinq enfants d'une même famille et à la domestique de la maison. Chez les jeunes gens surtout, dont l'imagination est très vive, et même chez certains vieillards, encore facilement impressionnables, la contagion de l'exemple se fait vivement sentir. Tel qui voit un ami malade se croit malade. Quelques-uns poussent même plus loin l'esprit d'imitation et se suicident au même lieu et dans les mêmes conditions qu'un malheureux aliéné, mort sous leurs yeux. Brière de Boisemont (2) avait souvent observé l'impression que produit une mort de ce genre sur les esprits similaires ou harmoniques. La nouvelle d'un suicide les fait frémir, les remue dans tout leur être, car ils ont l'intuition que placés dans les mêmes circonstances, leur vie n'eût tenue qu'à un fil. L'imitation dans le suicide affecte en général la plus bizarre fidélité dans la reproduction de l'acte qu'elle copie. Cette fidélité ne s'étend pas seulement au choix des mêmes moyens, mais souvent au choix du même lieu et à la plus minutieuse représentation de la première scène. Sous l'Empire, un soldat se tue dans une guérite, plusieurs autres font élection de la même guérite pour se tuer. On brûle la guérite, et l'imitation cesse. Sous le gouverneur Serrurier, un invalide se pend à une porte ; dans l'espace d'une quinzaine de jours, douze invalides se pendent à la même

---

(1) Grasset. *Maladies du système nerveux*, 1879, p. 527.

(2) Brière de Boisemont. *Étude sur la folie-suicide.*

po:te. Par le conseil de Sabatier, le gouvernement la fait murer. La porte disparue, personne ne se pend plus. Ce penchant à l'imitation non voulue et non raisonnée revêt lui-même plusieurs formes. Tout le monde sait que le rire appelle le rire, que la vue d'un bâillement fait bâiller, que les spectateurs de scènes mimiques ou de toute pièce de théâtre en général sont portés à reproduire les gestes ou à prendre eux-mêmes les différentes expressions de physionomie qu'ils voient sur la figure de l'acteur (1).

« L'audition du vomissement, du bégaiement, du hoquet, (dit le Dr Despine) détermine chez certains individus des contractions spasmodiques qui produisent des phénomènes semblables. Le bruit que fait l'émission de l'urine chassée au dehors par la contraction physiologique de la vessie, détermine chez quelques personnes des envies d'uriner et même la miction. Certains animaux sont aptes à recevoir cette contagion nerveuse. D'après le témoignage de M. Bouley, si un cheval prend le tic de serrer convulsivement les mâchoires, il n'est pas rare de voir les autres chevaux de la même écurie prendre le même tic. »

Il n'est pas besoin d'aller à la Salpétrière pour voir l'hystérie revêtir le caractère de maladie épidémique. Dans certaines épidémies où les attaques se répétaient trop souvent, les médecins se virent obligés de licencier ou d'isoler toutes les malades pour les préserver de la contagion de l'exemple. L'épidémie cesse alors d'elle-même.

Nous pourrions en dire autant des épileptiques et des convulsionnaires dont la vue est très dangereuse pour les enfants ou pour les esprits faibles.

De toutes les maladies du système nerveux, l'hystérie est certainement celle dans laquelle l'imagination et la sensibilité survivent le plus longtemps. Ces maladies, réduites à l'état de sensitives, voient, sentent et entendent même à distance lorsqu'elles sont plongées dans le sommeil hypnotique : Les émotions éprouvées à l'état de veille retentissent encore sur la production ou la suppression des phases pathologiques par lesquelles doit passer l'hystéro-épileptique pendant son sommeil artificiel. Le fait suivant ne peut laisser de doute à cet égard. Pendant une année d'internat passée à la Salpétrière, nous avons pu observer dans le service de M. le professeur Charcot

---

(1) Joiy. *Loco cit.*, p. 128.

une malade traitée pendant plusieurs années comme hystéro-épileptique. On pouvait, chez elle, provoquer avec une facilité surprenante
le sommeil hypnotique (léthargie, catalepsie, etc.). Déjà on avait à
plusieurs reprises répété la série habituelle des expériences, lorsqu'un
jour, à la suite d'une émotion violente éprouvée le matin même par
la malade, tous les phénomènes d'hypnotisme observés depuis plusieurs années cessèrent comme par enchantement...... pendant
vingt-quatre heures. Le surlendemain, après une nuit calme et paisible, l'hystérie reparaissait, et la série des expériences tentées inutilement la veille réussissait de nouveau.

Ainsi le *système nerveux* éprouve, plus encore que les autres appareils de l'économie, un profond retentissement des impressions que
suscite en nous l'imagination. Rien n'est plus certain. Les maladies
nerveuses, la chorée et l'aliénation mentale se rattachent le plus souvent à des causes morales, à des émotions trop vives, à une surexcitation cérébrale quelconque et surtout à l'effervescence de nos passions. En regard des névroses qui viennent d'être signalées, il faut
encore classer une maladie qui n'a pas de localisation spéciale, mais
qui résume à elle seule tous les faits que nous venons d'exposer :
Telle est l'hypocondrie. Foville a fait de ces malades un tableau très
saisissant. « Ce n'est pas, dit cet auteur, dès le début que les accidents prennent un caractère tranché et s'accusent assez pour faire
relief sur la vie habituelle. L'anxiété et la crainte sont ordinairement
précédées, pendant un certain temps, par un état qui n'est encore
qu'une simple préoccupation souvent légère et momentanée. Celle-
ci peut naître spontanément en vertu d'une disposition propre de
l'esprit ou bien être provoquée par quelque sensation insolite, mais
vague, sans importance et qui, en réalité, ne mériterait pas qu'on y fît
attention. Ce n'est d'abord qu'un simple éveil de l'esprit sur l'état
de la santé physique et des principaux organes, mais cela suffit pour
que celui qui a l'esprit ainsi éveillé s'attache à s'observer lui-même
avec plus de soin, analyse minutieusement ses moindres sensations,
fixe son attention sur tout ce qui concerne son corps et particulièrement sur ses excrétions naturelles, examine avec trop de sollicitude
ses crachats, son urine, ses déjections alvines. Il serait bien extraordinaire qu'un pareil système d'observation personnelle, ne fît pas

(1) Foville, article Hypocondrie (Dictionnaire Jaccoud).

découvrir dans l'ensemble si complexe des organes et de leurs fonctions quelque imperfection de détail réelle ou supposée. — Cette découverte, une fois faite, confirme l'esprit dans ses préoccupations et lui persuade facilement qu'il y a là quelque chose qui mérite réellement une attention sérieuse et des soins tout particuliers. Le malade, (car il commence à l'être), pense d'abord qu'il suffira de s'astreindre à certaines règles hygiéniques, à suivre un régime. Il étudie donc avec un surcroît de précautions non plus seulement sa personne, ses sensations et ses produits, mais toutes les circonstances extérieures qui le concernent, l'alimentation, les boissons, les vêtements, les courants d'air, l'état atmosphérique, le chaud, le froid, la pluie et le beau temps. Une fois sur cette voie, il est bien rare que des sensations que l'on recherche où que l'on provoque avec tant de soins, disparaissent d'elles-mêmes et que l'idée du bien être physique complet et de l'intégrité absolue des organes, succède spontanément à celle du malaise et du dérangement dans la santé. — L'inquiétude persiste donc et fait naître par un enchaînement naturel le désir du remède, la recherche des moyens de bien connaître la maladie, des médicaments à y opposer, du médecin le plus capable d'en triompher. De là, la tendance à lire des ouvrages ou des articles de médecine, ou seulement à méditer toutes les réclames pharmaceutiques que répandent à profusion la quatrième page des journaux et des brochures de toutes couleurs. Mais c'est vraiment le cas de dire que le remède est souvent pire que le mal, car de pareilles lectures alimentent l'inquiétude de l'esprit au lieu de le calmer. Le malade se trouve mis au courant d'une quantité de symptômes pathologiques dont il n'avait aucune connaissance et il ne manque pas de trouver dans la description d'un certain nombre d'entre eux, si ce n'est de tous, d'importantes révélations sur ce qu'il éprouve depuis fort longtemps ou croit éprouver. Peu s'en faut qu'une fois engagé dans cette voie, il ne se figure avoir à la fois toutes les maladies. Il est donc conséquent avec lui-même en craignant tous les dangers et en essayant tous les remèdes. Mais il se méfie avec raison de son propre jugement en pareille matière et trouve indispensable de recourir à la science médicale.

« Quelques hypocondriaques, poussés par cette idée, se mettent à étudier sérieusement la médecine dans le but de devenir leur propre médecin et de diriger personnellement leur santé à moins qu'ils n'aient une fille à marier et qu'ils ne veuillent se choisir un gendre médecin comme l'Argan de Molière. »

« Le plus grand nombre se contente de consulter les médecins en vogue. Parfois ils trouvent dans cet expédient un remède à leurs inquiétudes, pourvu que le médecin soit toujours là ou vienne souvent, qu'il puisse leur donner à tout moment, sur toute chose, une opinion rassurante, ils se tranquillisent et puisent dans cette intervention médicale une garantie contre leur incertitude perpétuelle et leur anxiété. »

« Mais plus souvent cette ressource leur échappe, ils n'éprouvent aucun soulagement de ce qu'on leur dit, ni de ce qu'on leur fait et se dégoûtant aussi promptement des médecins que des médicaments, ils s'empressent d'en changer alors qu'ils en ont à peine essayé. Après un certain nombre d'essais et de déceptions de ce genre, ils manquent rarement de s'adresser aux charlatans de différentes sortes qui se livrent à la pratique irrégulière de l'art médical et dont ils constituent la principale clientèle. Plus tard, vient le tour des commères et des sorciers ; une fois arrivés à cet état d'esprit, les malades mettent tout au pis. Tantôt leur anxiété est généralisée, ils ne peuvent dire au juste quel organe est malade, mais ils sont bien près de penser qu'ils le sont tous et pour peu qu'ils entendent parler d'une maladie, ils sont disposés à s'en croire affectés. Tantôt ils localisent leurs souffrances et leurs inquiétudes et savent fort bien qu'ils ont le cœur, l'estomac, le foie malades, mais ce n'est jamais d'une manière légère et peu sérieuse La lésion, chez eux est toujours profonde, très grave, presque certainement incurable et mortelle. On voit donc de malheureux hypocondriaques, dégoûtés de la vie, exaspérés de leurs souffrances imaginaires recourir au suicide ou perdre la raison, mais ce fait est heureusement plus rare qu'on ne le pensait autrefois et bien que ces malades se plaignent sans cesse de leurs tourments, ils les supportent assez patiemment toute leur vie. »

Entre l'hypocondrie et la nostalgie, il y aurait plus d'un rapprochement à établir.

Qu'est-ce encore que la nostalgie ? sinon une maladie véritable liée à un trouble de l'imagination. Regnard rapporte qu'un Lapon, transporté de ses montagnes dans le délicieux pays de France, éprouvait souvent de terribles regrets d'avoir quitté le sol natal et qu'on dut, par raison de santé, le rapatrier et lui rendre son pauvre pays, ses montagnes et ses troupeaux de rennes.

L'influence de l'imagination se fait sentir jusque sur les affections

chirurgicales dont les suites sont d'autant plus graves que les malades
sont plus abattus. Dans sa thèse d'agrégation, le Dr Richelot fait
observer que dans les ambulances militaires, le tétanos se produisait
bien plus fréquemment chez les blessés prisonniers, en proie au désespoir, que chez les blessés soignés dans leur propre pays. De même,
on a constaté la mortalité effrayante qui décima en 1830 les blessés
du parti vaincu.

Dernièrement, l'ovariotomie fut pratiquée dans un des grands ser-
vices hospitaliers de Paris sur deux femmes, à quelques jours de
distance et dans des conditions parfaitement identiques. Toutes deux
furent opérées par le même chirurgien, homme fort habile et très
soigneux. Ces deux malades étaient de même âge, de même consti-
tution, cependant elles différaient l'une de l'autre sur un point : l'une
avait une appréhension terrible des suites de l'opération ; l'autre ne
se croyant pas en danger de mort supporta gaîment et sans crainte
cette grave mutilation. La première mourut, tandis que la seconde se
rétablit promptement.

Il ne faudrait pas conclure des faits assez nombreux que nous
venons d'exposer que l'imagination est la cause unique de toutes les
affections qui atteignent l'humanité. Ce serait se mettre en opposi-
tion formelle avec les données les plus certaines de la saine clinique.
Loin de là, nous reconnaissons que généralement les agents physiques et chimiques sont, avec l'hérédité, les causes du plus grand
nombre des maladies que nous connaissions ; mais il n'en est pas
moins vrai que chez un sujet nerveux, impressionnable, névropathe
en un mot, l'imagination joue un rôle considérable. Aussi, le devoir
du médecin est-il d'atténuer par sa bienfaisante influence, la souf-
france physique ou morale de ceux qui ont recours à son art.

IV.

Jusqu'ici nous avons vu quelle était la puissance productrice de
l'imagination, il nous reste encore à rechercher quel parti le médecin
doit tirer de l'imagination dans la cure de certaines maladies. Il
serait faux de croire que tous ceux qui ont recours à notre art écou-
tent d'une oreille également docile les conseils que nous sommes
appelés à leur donner. Il faut donc distinguer deux séries bien différentes de malades : 1° Ceux près desquels le raisonnement peut agir ;
2° ceux sur lesquels la raison n'a plus aucun empire : ce sont assu-

rément les malades les plus difficiles à guérir, si toutefois ils ne sont pas déjà incurables.

Nous possédons plusieurs moyens d'agir sur l'imagination des malades de la première catégorie. Le premier moyen consiste à éloigner de l'esprit des malades tout sujet de préoccupation. On y arrive en imposant à ceux qui peuvent le supporter un travail intellectuel ou matériel, obligatoire et soutenu. L'intervention médicale est dans quelques cas plus nuisible qu'utile, alors qu'en l'absence de toute affection grave, l'entourage du malade est assez sage, assez éclairé, assez désintéressé, pour savoir reconnaître la vérité, pour se prêter en apparence à toutes les rêveries du malade, pour ramener ses idées sans secousse, sans brusquerie, à un état meilleur ; la plus grande circonspection doit donc diriger les personnes qui environnent le malade. Jamais d'histoires effrayantes. Jamais de demandes indiscrètes propres à lui donner quelques soupçons du caractère de son mal. Jamais de nouvelles capables de l'affecter trop vivement ; on éloignera du malade tout ce qui peut réveiller en lui le souvenir des circonstances pénibles de sa vie, en lui montrant la fin prochaine de ses souffrances ou en lui rapportant des exemples de maladies semblables qui ont cédé à des moyens analogues. »

« Certains malades demandent instamment la visite du médecin ; la seule condescendance à leur désir est déjà un moyen de traitement, et il serait cruel de le leur refuser. D'autres, au contraire, les détestent. A coup sûr ce serait augmenter leur mal que de leur en proposer ; l'indication principale est de détruire l'impression fâcheuse que les malades ont reçue, soit de lectures effrayantes, soit de menaces, ou de récits imprudents. Lorsque ces causes sont connues il devient possible, sinon facile, d'y porter remède, soit en racontant d'autres faits, soit en démontrant l'absurdité de ceux-là.

« C'est donc à bien régler, à bien diriger l'imagination que doivent tendre tous les efforts du médecin consciencieux. La conversation douce et gaie d'un ami, le spectacle du bonheur domestique, les jeux paisibles de ses enfants, feront peut-être cesser le chagrin de ce père de famille. Esquirol, dans son Traité des maladies mentales (p.160), raconte qu'un de ses malades devenu plus tard ministre en Prusse, poursuivi incessamment par des hallucinations de l'ouïe, entendait jour et nuit des voix ennemies l'accusant d'être un traître, un espion, d'avoir trahi son devoir et déshonoré sa famille. Rentré dans son château pendant l'été de 1812 , ce malade reçut beaucoup d'invités. *Restait-il attentif à la conversation , les voix disparaissaient. La conversation venait-elle à languir, il les entendait imparfaitement* et quittait aussitôt la société pour mieux distinguer ce qu'elles disaient. Un artiste reprendra courage en apprenant la réussite de son ouvrage. L'annonce du succès d'une spéculation peut ramener le calme dans l'esprit de ce négociant , fût-elle fausse et dût-on le détromper plus tard. Comme la meilleure médecine est celle qui guérit , chacun doit à son gré choisir le moyen le plus avantageux , sans s'inquiéter du qu'en-dira-t-on. Il importe surtout de chercher à détourner les malades de toutes les pratiques que de nombreux amis, plus dévoués qu'intelligents , se croient obligés de leur conseiller. » (Hutin.)

Les distractions les plus utiles à ces malades sont la promenade, les jeux, les voyages, la chasse, la musique ou l'équitation. De tous ces moyens, le meilleur, à coup sûr, est le travail intellectuel ou matériel obligatoire. Combien de gens oisifs sont hypocondriaques, qui n'auraient pas le temps de céder à leurs soucis, de s'abandonner à la tristesse, s'ils étaient dans la nécessité de consacrer une notable partie de leur existence à une occupation, à un travail réglé, intéressant, comme la peinture, le dessin, l'escrime. Les voyages eux-mêmes peuvent aussi rendre de grands service en détournant l'attention des malades par la diversité des lieux, par la beauté des sites et plus encore en fatiguant leur corps au profit de l'âme par l'exercice prolongé des marches. Sydenham, en pareil cas, recommandait l'équitation : « Ce genre de distraction, l'un des plus attrayants assurément, exerce constamment le corps et l'esprit du cavalier. Il l'oblige à suivre attentivement les allures du cheval, à diriger sa marche, il le force à harmoniser ses propres mouvements avec ceux de sa monture, et constitue en un mot un travail physique et intellectuel non interrompu qui ne permet pas au malade de se livrer à ses préoccupations habituelles. (1) Nous avons vu plus haut qu'il existait une deuxième série de malades imaginaires. Ceux-là sont tellement convaincus de la gravité de leur mal que ni les raisonnements ni la persuasion ne peuvent plus rien contre leur état. C'est à ces malades désespérants et désespérés qu'il faut, en désespoir de cause, administrer des potions et des remèdes dont la composition leur soit inconnue.

---

(1) Foville, *loco cit.*

Ce sont eux qui ont fait le succès de certaines médications empiriques dont les charlatans de toutes les époques ont si largement usé !

Nous citerons seulement pour mémoire plusieurs de ces agents thérapeutiques dont l'action se fait sentir à peu de frais sur l'imagination. Telles sont les injections sous cutanées d'eau de laurier-cerise qu'il ne faut pas répéter trop souvent, sauf chez les morphomanes que l'on déshabitue ainsi peu à peu de la morphine.

En regard de cette médication morale hyposténisante, il faut opposer la médication stimulante. Nous avons entendu autrefois une jeune hystérique, dépeindre avec enthousiasme à ses compagnes les merveilleux effets de l'eau fulminante qu'on lui avait fait prendre à dose homœopathique (2). Nul ne peut mettre en doute l'innocuité parfaite de cette médication qui a souvent agi plus rapidement que les traitements les plus rationnels et les mieux dirigés. Les médecins ont si bien compris cette vérité que l'on voit quelquefois ces moyens enfantins mis à profit, dans un but utile, par les hommes les plus éminents (3). Plus habiles et moins honnêtes sont les charlatans qui, dans tous les temps et à toutes les époques, ont cherché à exploiter la crédulité publique en distillant (suivant une expression fort juste des anciens) le mensonge, en spéculant sur la bêtise humaine. C'est là tout le secret de leur médication. Leur succès près des malades tient à ce que ceux-ci ne peuvent se résoudre à croire qu'il y ait des affections incurables, affections d'ailleurs complètement inconnues des charlatans et des empiriques. Un critique du siècle passé disait plaisamment en faisant allusion aux charlatans de son temps : « Ce
» que je vois de plus clair dans leurs manœuvres, c'est leur désir
» singulier de tirer subtilement l'élixir de nos bourses ; pour cela
» tout leur est bon ; les uns administrent indistinctement pour toutes
» les maladies, des sirops réconfortants, des purgatifs, des digestifs
» liquides, des élixirs aromatiques, et d'autres boissons que les
» malades doivent payer puis avaler sous les yeux de leur sauveur.
» Les autres prescrivent des potions vertes, suivies de boissons
» amères renfermant pêle-mêle, plusieurs baumes, des herbes, de

---

(1) On trouvera dans la *Revue de médecine* (10 sept. 1882) un cas analogue de contracture hystérique guérie subitement par l'administration d'une viule fulminante (mica panis). (Gilbert Ballet et Landouzy.)

(2) Clinique du Dr N. Gueneau de Mussy (tome II, p. 132).

» l'huile de camomille et du melilot, le tout avec accompagnement
» de frictions vigoureuses. (¹) »

Faut-il ajouter au dossier de l'imagination les succès toujours crois-
sants des médecins hcmœopathes. L'hypothèse est tout au moins vrai-
semblable, car, si la guérison se produit, il faut admettre de deux
choses l'une : ou bien que la cure est due à l'action du médicament,
chose impossible, ou bien (et c'est là sans doute le secret de la guérison) aux efforts de la nature et de l'imagination surexcitée par
l'espoir de guérir.

Mais si grande que soit l'influence de l'imagination sur la production des maladies physiques et morales, il ne faut pas la faire plus
puissante qu'elle n'est : Ce serait, nous le répétons, aller à l'encontre
des faits nombreux, des données les plus positives que la clinique
nous fournit chaque jour. Nous avons eu seulement en vue de faire
ressortir l'influence certaine des conditions morales dans lesquelles se
trouve le malade sur le résultat final.

Tel est le parti que tout médecin consciencieux peut et doit savoir
tirer, quand les circonstances l'exigent, de l'autorité qu'il possède,
près de ceux qui ont recours à lui.

----

(1) Article Charlatan. *Dictionnaire encyclopédique*, Dr Chereau.

Lille Imp. L. Danel.